71
Tb 62.

OBSERVATIONS

ANATOMICO-PHYSIOLOGIQUES

SUR

LA CIRCULATION DU SANG DANS L'ENFANT QUI N'A PAS RESPIRÉ;

Lues à la première Classe de la Société d'agriculture, sciences et arts du département du Bas-Rhin, dans sa séance du 20 messidor an XI;

Par Jean-Frédéric LOBSTEIN,

Docteur en médecine, Prosecteur à l'Ecole de médecine de Strasbourg, Membre de la Société libre des sciences et des arts de la même ville, Correspondant de la Société médicale d'Emulation de Paris, etc.

A PARIS,

Chez Levrault, Schoell et Compagnie, quai Malaquais, au coin de la rue des Petits-Augustins.

AN XII. — 1803.

Extrait du Magasin Encyclopédique, année IX, t. III, p. 28 : on s'abonne pour ce journal chez le C. *Fuchs*, libraire, rue des Mathurins, hôtel Cluny.

A MONSIEUR

C O Z E,

*Docteur en médecine et Professeur à l'Ecole
de médecine de Strasbourg ;*

HOMMAGE

DE RECONNOISSANCE

ET DE RESPECT.

OBSERVATIONS

ANATOMICO-PHYSIOLOGIQUES

SUR

La Circulation du sang dans l'enfant qui n'a pas respiré ; lues à la première Classe de la Société d'agriculture, sciences et arts du département du Bas-Rhin, dans sa séance du 20 messidor an XI ; par Jean-Fréderic LOBSTEIN, docteur en médecine, prosecteur à l'Ecole de médecine de Strasbourg, etc.

DANS un ouvrage publié l'année dernière (1), j'ai pris l'engagement de revenir sur plusieurs questions relatives à la circulation du sang, dans l'enfant qui n'a pas respiré. Je viens aujourd'hui m'acquitter de ma promesse. Je vais parler dans ce mémoire de quelques opinions que les auteurs ont soutenues sur le mouvement du sang à travers le cœur du fœtus. J'examinerai d'abord si ces opinions sont dans le cas d'être admises ou d'être rejetées ; après quoi je me permettrai quelques réflexions sur les principaux phénomènes que la circulation du sang dans le fœtus nous présente. Ce n'est donc pas un travail complet sur cette matière, que je prétends soumettre à la classe : aussi ne donnerai-je

(1) *Essai sur la nutrition du Fœtus.* Strasbourg, an x, in-4.°

A

pas la description détaillée des parties dont j'ai à examiner les fonctions. Je rappellerai seulement des différens points d'anatomie, autant qu'il sera nécessaire pour pouvoir porter, des diverses opinions des physiologistes, un jugement assuré.

Par le moyen du cordon ombilical, le sang est porté au fœtus, et retourne de celui-ci au placenta. Transmis par les extrémités artérielles aux commencemens de la veine ombilicale, il parvient par le tronc de cette dernière dans la scissure horizontale du foie. Ici la veine ombilicale communique avec la veine-porte, et fournit un canal qui va directement s'ouvrir dans la veine cave, tout près du cœur.

Telle est, en général, la marche de la veine ombilicale. Cependant, comme sa distribution et ses rapports ont été décrits d'une manière un peu différente, il est à-propos de les examiner ici plus en détail.

La veine ombilicale, reçue dans la scissure horizontale du foie, donne des branches au lobe droit et au lobe gauche de ce viscère, branches dont le nombre ne sauroit être déterminé, attendu qu'il varie pour chaque individu. Parvenue à l'endroit où la scissure horizontale et transversale se rencontrent, la veine ombilicale fait une inflexion de droite à gauche, et s'ouvre immédiatement dans la branche gauche de la veine-porte. Celle-ci doit, suivant le rapport de Bertin et de Haller (2), être regardée

____

(2) *Elém. physiol.*, t. VI, p. 479.

comme appartenant plutôt à la veine ombilicale qu'à
la veine-porte ventrale, attendu que cette dernière
est trop petite pour qu'on puisse la prendre pour
le tronc commun de toutes les branches qu'on ren-
contre dans la scissure transversale. Vis-à-vis l'in-
sertion de la veine ombilicale dans la veine-porte,
quoiqu'un peu plus à droite, il naît une branche
principale qui est logée dans une fosse particulière,
et à laquelle on a donné le nom de conduit veineux.
Ce conduit, sans donner ordinairement de branches,
s'ouvre soit dans la veine cave elle-même, soit dans
une des veines hépatiques qui concourent à la former.

M. Sabatier, dans son Traité d'anatomie (3),
donne de la veine ombilicale une description un peu
différente. Selon lui, cette veine, arrivée dans la
scissure horizontale du foie, grossit et forme comme
une petite tête arrondie, de laquelle il part deux
branches, dont l'une plus courte, mais plus considérable, s'abouche avec la branche gauche de la
veine-porte, et l'autre plus longue, mais d'un diamètre plus petit, est le conduit veineux qui se rend
dans la veine cave, et qui est presque dans la direction de la veine ombilicale.

Cependant, dans tous les cadavres de fœtus dans
lesquels j'ai été à même d'examiner la disposition
des vaisseaux qui entrent dans le foie, je n'ai jamais
rencontré celle que décrit M. Sabatier. J'ai toujours
trouvé que la veine ombilicale se terminoit *toute
entière* dans la branche gauche de la veine-porte,

(3) T. II, p. 348, édit. 1781.

et sans se diviser préalablement en deux rameaux, et que de la veine-porte il naissoit une autre branche, qui est le conduit veineux. Cette description est parfaitement d'accord avec celle qu'a donnée Winslow (4). Cet auteur ajoute même que le conduit veineux n'est pas tout-à-fait dans la direction de la veine ombilicale, mais qu'il est situé un peu plus à droite ; que par conséquent le sang amené par cette veine est mêlé avec le sang de la veine-porte, avant que de passer dans le conduit veineux. D'après M. Sabatier, au contraire, le conduit veineux étant une branche de la veine ombilicale, il ne se fait aucun mélange du sang de ce conduit avec celui qui revient des organes abdominaux du fœtus.

Je pense aussi avec M. Sabatier que le sang du conduit veineux ne s'est pas intimément mêlé avec celui de la veine-porte, non parce que ce conduit est un rameau de la veine ombilicale, mais parce que cette dernière doit être considérée comme donnant naissance à toute la branche gauche de la veine-porte. Cependant il importoit de rectifier l'opinion du célèbre anatomiste que je viens de citer, parce qu'il pourroit pourtant se faire qu'une petite partie du sang abdominal du fœtus fut ajouté à celui qui est contenu dans le conduit veineux.

Le sang de la veine ombilicale est transmis dans la veine cave inferieure, où il se mêle avec le sang qui revient des extrémités inférieures du fœtus,

(4) *Traité du Bas-ventre*, n. 306. 307.

ainsi que de quelques-uns de ses viscères abdominaux. De la veine cave inférieure, il est versé dans
l'oreillette extérieure ; ici il s'unit au sang qui est
rapporté à cette même oreillette par la veine cave
supérieure. Cette masse de sang parviendroit immédiatement dans le ventricule antérieur, sans une
disposition particulière qui se trouve dans le cœur
du fœtus. Cette disposition consiste en ce que la
cloison qui sépare les deux oreillettes, est percée
d'une ouverture connue sous le nom de trou oval.
Par cette ouverture, une grande partie du sang
entre dans l'oreillette gauche, et s'y mêle avec celui
qui vient des poumons. Le reste de ce fluide qui
est contenu dans l'oreillette antérieure, est transmis
dans le ventricule du même côté : de ce ventricule
il est chassé dans l'artère pulmonaire ; il parviendroit dans les poumons sans la présence du canal
artériel de Botal, lequel le conduit dans l'artère
aorte. Les artères pulmonaires étant des branches
très-petites, n'admettent qu'une quantité de sang
peu considérable.

Il résulte de cette disposition du cœur et des gros
vaisseaux, que le sang est détourné du poumon
pendant tout le temps que la fonction de cet organe
n'est pas encore établie.

Cette circulation du sang, différente de celle qui
a lieu dans l'homme qui a respiré, avoit déj été
connue de Galien (5). Elle a été enseignée ensuite
par Harvey (6), et admise par tous les médecins, si

(5) *Util. part.*, lib. XV, cap. 6.
(6) *Circul. sang. Exercit. I*, p. 60. 61.

(6)

l'on excepte J. Méry, de l'Académie royale des sciences (7).

Ce dernier ayant observé que, dans le fœtus, l'artère pulmonaire est d'un plus grand diamètre que l'artère aorte, que le ventricule antérieur a plus de capacité que le postérieur, que l'oreillette droite est plus ample que la gauche, en a inféré que la circulation ne pouvoit pas se faire de la manière que Galien et Harvey l'ont indiquée, parce qu'il faudroit, d'après la doctrine de ces derniers, que le ventricule postérieur et l'artère aorte, recevant en dernière analyse presque tout le sang du fœtus, eussent plus de capacité qu'ils n'en ont en effet. Il faut donc, suivant Méry, que le sang suive une route absolument opposée à celle qu'on lui avoit assignée; c'est-à-dire, qu'il parte du ventricule et de l'oreillette gauches pour passer par le trou de Botal dans l'oreillette droite, d'où il est transmis au ventricule du même côté, et de-là dans l'artère pulmonaire. Celle-ci envoie, d'après cette supposition, une partie du sang à l'artère aorte, par le moyen du canal artériel, tandis qu'une autre portion qui n'a pas besoin de faire la grande circulation, entre dans le poumon, revient de ce viscère, est rendue à l'oreillette postérieure, et de celle-ci à l'antérieure, et retourne ainsi au cœur par une plus courte voie. Il résulte de là qu'une petite quantité de sang suit la route de l'aorte, et que la plus grande quantité ne circule que par le poumon, par l'oreil-

(7) *Mem. de l'Acad. des Scienc. pour l'année* 1703.

lette gauche , par l'oreillette droite et son ventricule. Cette opinion , étayée par d'autres considérations , paroissoit être confirmée par la disposition des parties qu'on remarque dans le cœur de la tortue de mer , dans lequel le ventricule gauche ne donne point d'artère , et n'a même d'autre issue que dans une veine pulmonaire.

La doctrine de Méry ayant été solidement réfutée avant Haller, et ensuite par ce physiologiste même (8) , je ne m'occuperai pas à énumérer les argumens dont on s'est servi pour la combattre. Je vais m'arrêter à quelques autres explications, que des auteurs plus modernes ont données de la circulation du sang dans le fœtus. Comme ces explications sont admises par des physiologistes actuels, elles doivent trouver leur place ici, et être discutées à part.

C. F. Wolff a décrit , dans les Actes de Pétersbourg (9), le trou oval et la veine cave inférieure d'une manière différente de celle qui avoit été adoptée par les anatomistes. Cet auteur prétend que la veine cave inférieure , arrivée au cœur, se divise en deux grosses branches, une droite et l'autre gauche , dont la première verse le sang dans l'oreillette antérieure par un orifice assez large, et dont l'autre s'ouvre dans l'oreillette gauche par le trou de Botal. Chacun de ces orifices constitue, suivant cet anatomiste, un trou oval , dont celui de l'oreillette droite

(8) *Elem. physiol.*, t. VIII, p. 385 - 397.

(9) *Novi Comment. Acad. scient. Petrop.*, t. XX, *pro ann.* 1775, p. 557, tab. 7 et 8.

est formé et circonscrit par l'isthme de Vieussens
(l'anneau du trou oval) et la valvule d'Eustache ;
celui de l'oreillette gauche, au contraire, par le
même isthme et la valvule du trou de Botal. Il y
a donc, suivant Wolff, un orifice de la veine cave
inférieure pour chaque oreillette ; ces deux orifices
ne lui paroissent pas même communiquer ensemble,
attendu qu'on ne peut porter qu'avec la plus grande
difficulté un stylet de l'une des oreillettes dans l'autre.
Avant le troisième mois de la grossesse, continue
le même auteur, tout le sang de l'embryon est
porté par la veine cave inférieure dans l'oreillette
gauche, tandis que la droite n'en reçoit guère que
quelques gouttes : aussi, à cet âge, le trou oval
est-il plus grand, et la valvule du même trou presque
imperceptible. Ce n'est qu'après le troisième mois
que les fonctions de l'oreillette droite commencent :
de-là vient qu'à cette époque la valvule d'Eustache
est mieux formée. C'est alors seulement, selon Wolff,
que le sang rapporté au cœur par la veine cave inférieure, se partage en deux colonnes pour les deux
oreillettes.

Ces explications, quoiqu'elles paroissent à quelques
auteurs très-ingénieuses, me semblent être au contraire, non-seulement très-obscures, mais même peu
conformes à la véritable disposition des parties. En
effet, dans toutes les dissections faites aux différentes époques de la gestation, on ne trouve jamais
que la veine cave inférieure s'ouvre par deux orifices
dans les deux cavités du cœur ; elle se termine toujours par une seule ouverture dans l'oreillette anté-

rieure, laquelle a avec la postérieure une communication plus ou moins libre, d'après l'âge du fœtus. Si, dans les premiers mois de la gestation, le sang entre presqu'en totalité dans l'oreillette et le ventricule gauches, cela ne provient pas, comme le prétend Wolff, de ce que l'orifice droit de la veine cave n'est pas encore formé, et que par conséquent le gauche est le seul existant; cela dépend plutôt de ce que toute la partie droite du cœur, savoir le ventricule et l'artère pulmonaire, ne sont pas encore développés, et de ce que l'oreillette antérieure forme avec la postérieure une seule et même cavité, comme l'a remarqué Haller dans le cœur du poulet. Et si par la suite la communication entre les deux oreillettes est rendue plus difficile, cela provient de ce que la valvule du trou oval commence à s'élever, et finit par atteindre la partie supérieure de l'anneau. Si enfin le même auteur assure qu'on peut apercevoir manifestement la double terminaison de la veine cave inférieure dans les deux oreillettes, par le moyen d'une incision faite dans la valvule du trou oval, il se trompe beaucoup à mon avis; car, par cette dernière opération, il a détruit la cloison qui existoit entre les deux oreillettes, et il a fait de celles-ci une seule et même cavité; et alors on peut dire que la veine cave s'ouvre dans l'une et dans l'autre.

En disséquant le cœur avec précaution, en ouvrant l'oreillette antérieure de la manière que Wolff a indiquée, on ne trouve donc rien qui confirme la structure des parties telle que cet auteur l'a décrite. La veine cave inférieure se termine immédiatement dans l'oreillette antérieure, de manière que le sang est obligé de se rendre dans celle-ci avant que de passer à la postérieure ; en introduisant un stylet par cette même veine, il entre dans la première oreillette, et en lui donnant une direction inclinée de droite à gauche, il parvient dans l'autre par le trou de Botal. Tout ce qu'on peut dire en faveur de la doctrine de Wolff, c'est que le trou oval et sa valvule sont dans la direction de la veine cave inférieure ; en sorte qu'on peut considérer cette valvule comme faisant partie des parois de cette veine, et concevoir celle-ci comme se prolongeant jusques dans l'oreillette gauche ; et dans ce sens, la veine cave inférieure s'ouvriroit dans l'une et l'autre oreillettes. C'est sans doute cette disposition que Wolff a voulu expliquer par la description qu'il a donnée de ces parties ; mais cette description, au lieu d'éclaircir la question, ne l'a rendue à mon avis que plus obscure.

Une autre explication de la circulation du sang dans le fœtus, a été donnée par M. Sabatier, dans les Mémoires de l'Académie des sciences (10), et ensuite dans son Traité d'anatomie (11). Il est vrai que ce professeur paroît avoir été prévenu dans son opinion par un médecin anglois, qui a publié un petit ouvrage sur la circulation du sang dans le fœtus (12). Cet ouvrage parut à Londres, un an

(10) Pour l'année 1774, p. 198.

(11) T. II, édit. 1781.

(12) *De animâ medicâ, prælectio habita a* Franc. Nicholls, M. D., *cui accessit disquisitio de motu sanguinis et cordis in*

avant que l'anatomiste françois eût fait lecture de son mémoire à l'Académie des sciences ; mais comme M. Sabatier a donné plus de développement et surtout des preuves à sa doctrine, ce que l'auteur anglois avoit totalement négligé, je dois le considérer comme le premier qui l'ait avancée. Voici en conséquence le précis de son opinion.

Le sang contenu dans la veine cave inférieure, est transmis à l'oreillette gauche à travers le trou oval. Cette oreillette le verse dans le ventricule de son côté, d'où il est chassé dans l'aorte. Les grosses branches qui s'élèvent de la crosse de cette artère, en reçoivent la plus grande partie, et la conduisent à la tête et aux extrémités supérieures. Le sang en revient par la veine cave supérieure ; cette veine le transmet à l'oreillette droite. Le ventricule du même côté le reçoit à son tour, puis il le pousse dans l'artère pulmonaire. La plus grande portion de ce fluide est conduite à l'aorte au moyen du canal artériel, et s'y mêle avec une partie de celui qui vient du ventricule gauche. Toute la portion de sang qui ne s'est point distribuée aux organes de la poitrine, du bas-ventre et des extrémités inférieures, s'engage dans les artères ombilicales, va gagner le placenta, d'où il revient par la veine ombilicale, qui le verse de nouveau dans la veine cave inférieure. Suivant cette explication, le sang du fœtus décrit dans son cours une espèce de huit de chiffre, dont l'intersec-

homine nato et non nato, tabulis æneis illustrata. Lond. 1773 p. 75 - 84, tab. XIma.

tion répond à l'ouverture par laquelle l'oreillette droite communique avec la gauche. D'après l'opinion de M. Sabatier, le sang de la veine cave inférieure ne se mêle pas au sang qu'apporte la veine cave supérieure dans l'intérieur de l'oreillette. Il résulte de là, ainsi que de toute la circulation telle qu'il la conçoit, que le sang qui vient du placenta ne retourne vers ce dernier qu'après qu'il a parcouru et pour ainsi dire vivifié toutes les parties de la machine animale, tandis qu'en supposant le mélange du sang des deux veines caves, une partie de ce fluide seroit rendue au placenta presque aussitôt après être entrée dans le corps du fœtus.

Les argumens que M. Sabatier produit en faveur de son opinion, sont : 1.º la situation du trou oval à la partie inférieure de la cloison qui sépare les deux oreillettes ; 2.º la disposition de cet e cloison, qui est moins interposée entre les oreillettes qu'entre l'union des deux veines caves, et qui fait que le sang de la veine cave inférieure donne directement dans le trou de Botal ; 3.º la valvule d'Eustache, dont la partie postérieure a plus de largeur que l'antérieure, et dont la fonction consiste à empêcher que le sang de la veine cave inférieure n'entre dans l'oreillette droite, mais plutôt à le diriger vers le trou oval ; 4.º l'épaisseur du bord supérieur du trou oval, qui doit repousser le sang de la veine cave supérieure et l'empêcher de se porter vers cette ouverture ; enfin, 5.º la direction des deux veines caves, qui sont toutes deux inclinées de droite à gauche, et dont la supérieure descend de derrière en devant,

pendant que l'inférieure monte de devant en arrière :
ce qui fait que le sang de la première entre facile-
ment dans le ventricule antérieur, et celui de la
seconde dans l'oreillette gauche, sans que les deux
jets se mêlent.

Cette doctrine a été adoptée par beaucoup de
physiologistes : elle se trouve répandue dans plusieurs
ouvrages, particulièrement ceux qui sont sortis de
l'école de Paris. M. Baudelocque la professe dans
ses leçons ; elle se trouve consignée dans les écrits
de Bichat et de M. Richerand ; enfin, elle a reçu
différentes modifications, et plus ou moins de déve-
loppemens. C'est ainsi que, dans l'anatomie générale de Bichat (13), on trouve avancée l'idée que,
par l'effet de la circulation en huit de chiffre, le
sang, au lieu de se mouvoir entre le système capil-
laire pulmonaire et le général, comme chez l'adulte,
se meut entre la partie supérieure et l'inférieure de
ce dernier système ; de sorte qu'on peut dire que
les parties inférieures et supérieures du corps sont
en opposition dans le fœtus, comme chez l'adulte
le poumon l'est avec tout le corps. L'auteur que je
viens de citer est porté à croire que cette opposition
complète entre le haut et le bas du corps, est pro-
bablement l'origine de la différence qu'il y aura
dans la suite entre ces parties ; différence que Bor-
deu avoit déja indiquée d'après l'observation des
maladies Cependant cette circulation n'a lieu, suivant l'opinion de Bichat, que dans les premiers

(15) T. 11, p. 548.

mois de l'âge du fœtus, car après ce temps les choses commencent à changer. Le canal artériel se rétrécit peu-à-peu, les arteres pulmonaires se dilatent, plus de sang traverse les poumons; il en revient par les veines pulmonaires dans l'oreillette gauche, qui le transmet dans le ventricule du même côté, lequel le pousse dans la crosse de l'aorte; en sorte qu'alors le mécanisme de la circulation se rapproche de celui de l'enfant qui a vu le jour.

Quelque ingénieuse et séduisante que soit la doctrine de M. Sabatier, quelque respectable que soit l'autorité des physiologistes qui la professent, je crois néanmoins qu'elle est inadmissible, tant parce qu'elle ne s'accorde point avec la disposition et la structure des parties, que parce qu'elle n'est pas conforme avec les connoissances que nous avons acquises sur l'organisation du fœtus. Voici, en conséquence, les objections que je crois pouvoir lui faire.

1. La circulation, telle que M. Sabatier la décrit, ne peut pas avoir lieu dans l'embryon, ni dans les quatre premiers mois de l'âge du fœtus.

Il est généralement connu que moins l'enfant est avancé en âge, moins la partie droite du cœur est formée. Haller a prouvé par ses nombreuses observations faites sur le poulet, que le ventricule gauche est le premier visible (14), que le droit est formé après, et qu'il paroit être seulement sur-ajouté

(14) *Opera minora*, t. II, p. 375. *Elem. physiol.*, t. VIII, p. 258.

au précédent (15), enfin qu'il n'y a dans les premiers temps qu'une seule oreillette, laquelle se divise par la suite en deux cavités (16). Or, la structure du cœur des oiseaux, comme animaux à sang chaud, étant la même que celle de l'homme, on peut déja inférer par analogie que la même chose doit avoir lieu dans ce dernier. Mais l'observation vient encore confirmer d'une manière directe ce que j'avance. Avant le cinquième mois de l'âge du fœtus, il y a une libre communication entre l'oreillette droite et la gauche; ces deux cavités n'en font qu'une : la valvule du trou oval n'existe pas encore au troisième mois; au quatrième, elle commence à se former et à couvrir le tiers inférieur du trou de Botal. À la même époque, le ventricule antérieur est très-petit; je ne l'ai pas trouvé au second mois. Dans un fœtus de trois mois et demi, le cœur, examiné au microscope, présentoit à l'extérieur la division des deux ventricules; mais coupé par une section perpendiculaire à son axe, la cavité du ventricule droit paroissoit beaucoup plus petite que celle du ventricule gauche; et dans un autre fœtus un peu plus avancé en âge, la capacité du premier m'a paru être à celle du second comme 3 : 5. Par les dissections des quadrupèdes, on obtient le même résultat : partout le cœur gauche est formé avant le droit, les deux oreillettes ne forment longtemps qu'une,

(15) *Opera minora*, t. II, p. 576. 577. *Elem. physiol.*, t. VIII, p. 374.

(16) *Opera min.*, t. II, p. 371.

seule cavité; en un mot, le cœur n'a qu'une oreillette et un ventricule (17). C'est une chose qui est
aujourd'hui si généralement admise, que ce seroit
tomber dans le ridicule que de vouloir y insister
davantage. Maintenant je demande s'il est possible
de concevoir comment le sang versé par les deux
veines caves dans une seule oreillette, et de là dans
un seul ventricule, pourra se rencontrer sans se
mêler. C'est cependant ce que Bichat prétend. Selon
lui, la circulation en huit de chiffre n'a lieu que
dans les premiers mois de l'âge du fœtus. Mais il
paroît qu'il a été conduit à ce sentiment par des
considérations physiologiques, plutôt que par l'étude
anatomique du fœtus.

2. Je viens de prouver que la circulation en huit
de chiffre ne peut pas avoir lieu dans l'embryon ni
dans le premier âge du fœtus, attendu qu'il n'y a
qu'une seule et même cavité pour recevoir le sang
des deux veines. Mais dans un âge plus avancé, où
les cavités du cœur sont formées, cette circulation
est aussi peu admissible. En effet, quoiqu'il soit
vrai de dire que la direction des deux veines caves
soit différente, cependant il est impossible de concevoir comment les deux courans de sang pourront
se rencontrer dans l'oreillette antérieure sans se
mêler ensemble. Il est bien certain que le sang ne
circule pas dans les vaisseaux du corps comme l'eau
coule dans une rivière. Dans celle-ci, le confluant

(17) HALLER, *Opera minora*, t. II, p. 437. 441. *Elem. physiol.*
t. VIII, p. 501. 374.

des deux eaux différentes peut se faire sans qu'elles
se confondent, et souvent on peut même suivre assez
loin les traces de leur division. Il n'en est pas de
même dans le corps vivant : ici les vaisseaux réagissent sur le fluide qu'ils contiennent. Je sais à la
vérité que, dans ces derniers temps, on a nié l'action des troncs artériels sur le sang (18); cependant, si on ne veut pas leur accorder un mouvement
de contraction, on ne peut pas leur refuser du moins
une force élastique, en vertu de laquelle ils revien-
nent sur eux mêmes, quand ils ont été dilatés pendant la diastole. Quant aux veines, tous les physiologistes savent combien est évidente la contraction des deux veines caves près du cœur. On n'a
qu'à consulter les observations faites par Stenon (19)
et Lancisi (20), pour s'en convaincre. Ces observations ont été confirmées par Haller et Spallanzani.
Le premier a vu ces veines battre dans le poulet et
dans l'oiseau sorti de sa coque (21). Le second nous
dit que les veines caves des salamandres et des raines
vertes conservent, après leur rescision et l'écoule-
ment du sang, quelque mouvement de diastole et
de systole (22). Ce fait est si vrai et si connu, que
depuis les temps de Galien, les médecins ont re-

(18) Spallanzani, Bichat.

(19) *Acta Hayniensia*, vol. 2, obs. xvi. *Epist. ad Barthol.* cent.
vi. epist. xxvi.

(20) *De motu cordis*, Prop. LVII. Marherr, *Prael. in* Boerh.
Inst. med., t. II. p. 80. 81.

(21) Haller, *Opera minora*, t. II, p. 391.

(22) Spallanzani, *Expériences sur la Circul.*, p. 364.

gardé l'oreillette droite et les deux veines caves comme le *primum vivens* et l'*ultimum moriens* de l'animal (23). Si donc les deux veines caves réagissent sur le sang, si de l'aveu de tous les physiologistes le cœur du fœtus a une force vitale plus énergique, une irritabilité plus marquée (24), croira-t-on que le sang est versé paisiblement dans l'oreillette antérieure, et qu'il ne fait que passer par celle-ci sans se mêler? Je conviens avec le professeur Sabatier que le sang de la veine cave inférieure a plus de tendance à passer par le trou oval qu'à entrer dans le ventricule antérieur ; mais je ne vois pas ce qui pourroit empêcher le sang de la veine cave supérieure de se mêler avec celui de l'inférieure. Je ne pense pas qu'on veuille en attribuer la cause à la présence du tubercule de Lower (25), qu'on a regardé comme propre à diriger la marche du sang de la veine cave supérieure dans le ventricule antérieur ; car il est certain que ce tubercule n'existe pas dans l'espèce humaine, à moins qu'on ne veuille prendre pour tel le bourrelet qui se trouve au bord supérieur du trou oval. Ce que je dis est si vrai, que les auteurs ne sont pas encore d'accord sur l'endroit où il faut chercher ce tubercule, et qu'ils ne savent pas même ce que Lower a entendu par cette dénomination. Haller ne l'a jamais rencontré, et avant lui son existence avoit été totalement niée

(23) Marherr , *Prael. in* Boerh. *Inst. med.*, t. II, p. 83.
(24) Haller, *Elem. physiol.*, t. VIII, p. 283. 284.
(25) Lower, *de Corde*, p. 35.

par Pison, Heister, Walter, Senac et Morgagni (26).
Je ne l'ai pas trouvée non plus dans mes dissections.

D'après ce que je viens de dire, il ne doit donc
pas être douteux que le sang des deux veines caves
ne soit chassé avec violence dans l'oreillette antérieure
du cœur. Une partie de ce sang entrera dans la postérieure, et cette partie sera d'autant plus considérable que le trou oval sera plus grand. Les deux
oreillettes seront donc l'une et l'autre en même temps
en diastole : or on sait que pendant ce temps les
deux ventricules sont en systole ; ce qui fait que
pas une seule goutte de sang ne peut pénétrer dans
ces derniers. Par la contraction de ces mêmes ventricules, il est imprimé au sang contenu dans les
oreillettes une secousse qui se fait sentir jusques
dans les veines jugulaires, comme il a été prouvé
par les nombreuses observations des auteurs qui ont
expérimenté sur les animaux vivans. Or je ne vois
pas ce qui pourroit empêcher le sang ainsi retenu
momentanément dans les oreillettes, de se mêler
pendant la contraction des ventricules. M. Sabatier
invoque la disposition anatomique des parties, pour
prouver son opinion. Il est très-vrai, comme il le
fait voir, que les deux veines caves ont deux direc-
tions différentes ; que celle de l'inférieure répond à
l'oreillette gauche, et celle de la supérieure au ventricule droit : il est également vrai que la cloison

(26) HALLER, *Elem. physiol.*, t. I, p. 313. 514. *Opera minora*,
t. 1, p. 50. LOBSTEIN et DIEBOLDT, *Diss. de valv. Eustach.* §. 5.

qui sépare les deux oreillettes est moins interposée entre ces cavités qu'entre les deux veines caves. La conséquence que M. Sabatier en tire seroit aussi admissible, si le sang circuloit dans ces parties comme dans des canaux morts; mais c'est ce qui n'a pas lieu. Si d'ailleurs la disposition des parties est telle que ce professeur l'a décrite, cela provient en partie de la direction très-oblique de droite à gauche qu'a le cœur du fœtus; cela dépend en outre de ce que ce viscère est situé sur un plan horizontal, ou légèrement incliné. Or, dans les quadrupèdes, qui ont le cœur exactement perpendiculaire, et dont les cavités, au lieu d'être antérieures et postérieures, sont absolument droites et gauches, comment cette circulation pourra t-elle se faire? Cependant ces animaux ont également un cœur double, une cloison entre les deux oreillettes, perforée d'un trou oval, une valvule à ce même trou, un conduit artériel, etc. D'après ceci il faut qu'il y ait de deux choses l'une; ou que cette espèce de circulation n'ait pas lieu dans l'espèce humaine, ou que les quadrupèdes et les oiseaux (27) l'aient également, quoiqu'il n'existe pas chez eux la disposition des parties qui la favorise.

3. La valvule d'Eustache ne peut pas avoir pour usage d'empêcher le sang de la veine cave inférieure d'entrer dans le ventricule droit.

Pour que cet usage dût lui être attribué, il faudroit qu'elle pût s'élever assez pour couvrir l'orifice

(27) HALLER, *Opera minora*, t. II, p. 384.

circulaire du ventricule. Or, voici ce qui me dé-
termine à rejeter cette opinion : dans tous les fœtus de l'âge de la maturité que j'ai examinés, la
largeur de cette valvule, prise suivant son bord
libre depuis une de ses attaches jusqu'à l'autre,
étoit ordinairement de quatre lignes ; sa hauteur
mesurée depuis le milieu de son bord libre jusqu'au
milieu de celui qui est attaché, étoit le plus souvent d'une ligne, tandis que le diamètre de l'orifice auriculaire du ventricule droit étoit presque
constamment de quatre à cinq lignes. Maintenant
il faut savoir que dans le cadavre, par conséquent
dans l'état de relâchement de la partie droite du
cœur, le bord libre de la valvule d'Eustache ne
dépasse jamais le bord inférieur de l'orifice du ventricule droit, et que si l'on veut appliquer la valvule contre ce même orifice, elle n'en couvre qu'une
très-petite portion. Je ne puis donc concevoir comment cette valvule pourra s'appliquer contre l'orifice, et s'opposer par là à ce que le sang de la
veine cave inférieure entre dans le ventricule. Il
est bien certain que ce sang n'est pas reçu dans ce
ventricule à son passage par l'oreillette, mais ce
n'est pas la valvule d'Eustache qui l'en empêche,
c'est plutôt uniquement la contraction du ventricule qui, parfaitement isochrone avec la dilatation
de l'oreillette, fait que dans l'homme adulte ainsi
que dans le fœtus, pas la moindre goutte de sang
ne parvient dans le ventricule avant qu'il ne soit
derechef relâché. En général, je pense que les
mouvemens alternatifs du cœur sont un phénomène

qui ne s'accorde pas avec la circulation telle que la conçoit M. Sabatier. Supposera-t-on, comme il paroit le faire dans un mémoire plus récent (28), que le sang de la veine cave supérieure passe dans le ventricule antérieur, sans rencontrer celui de la veine cave inférieure? Mais pour que cette supposition fut admissible, il faudroit que l'oreillette et le ventricule fussent en même temps en diastole. Or, on sait que les mouvemens de ces deux cavités, dans le fœtus comme dans l'adulte, ne sont pas isochrones.

4. Mais admettons que la circulation dans le fœtus soit telle que M. Sabatier l'indique, que le sang nouveau qui vient du placenta monte à la tête et aux extrémités supérieures, et que celui qui revient de ces mêmes parties soit transmis à l'aorte descendante et rendue au placenta, il en résulte que le sang du ventricule antérieur et de l'aorte descendante est du sang veineux auquel s'est jointe une portion de celui qui n'a pas enfilé les artères carotides et sous-clavières; mais il n'y a personne qui ne voie que cette dernière doit être infiniment petite, comparativement à l'autre qui avoit rempli précédemment tout le ventricule antérieur et le canal artériel, lequel surpasse en grosseur l'artère aorte elle même. La plus grande partie du sang de l'artère aorte descendante est donc un sang veineux, c'est-à-dire, un sang qui a déja servi à la

(28) Mémoire sur les changemens qui arrivent aux organes de la circulation du fœtus, lorsqu'on commence à respirer. *Mém. de l'Inst. nat. Scienc. phys. et math.*, t. III, p. 337.

nutrition des parties de l'extrémité supérieure et de la tête, ainsi qu'aux sécrétions qui s'opèrent dans ces mêmes parties. Suivant l'expression de M. Sabatier, ce sang a besoin d'être vivifié dans le placenta avant de recommencer son cours (29), ce qui indique clairement que ce professeur le regarde comme peu propre à entretenir la vie dans les organes auxquels il doit se distribuer. L'auteur anglois que j'ai cité plus haut dit expressément que le sang de l'aorte descendante est de mauvaise qualité (*Sanguis pessimus*, l. c. pag. 80), qu'il est appauvri et presque tout à fait privé de matière nourricière (*Sanguis fere effœtus*, l. c. pag. 77). Cependant on ne peut disconvenir que ce même sang doit encore nourrir tous les organes de la poîtrine, ceux du bas ventre, avec les extrémités inférieures. Or, il n'y a aucun exemple dans l'œconomie animale qui vous démontre qu'un sang veineux et qu'on qualifie de non vivifiant, de non nutritif, d'impur, devienne une seconde fois sang artériel, et fournisse une seconde fois la matière de la nutrition et de la sécrétion, sans qu'il lui ait été ajouté préalablement une certaine quantité de sucs nouvellement élaborés. Le foie est le seul organe où cette disposition a lieu ; mais ici le cas est totalement différent et ne peut pas être cité pour exemple. Comment veut-on maintenant que la plus grande partie du fœtus soit nourrie et prenne de l'accroissement ? Qu'on ne dise pas que cette même

____

(29) Voyez le Mémoire cité.

partie du fœtus se ressente de cette disposition, et
que par cette raison les organes du bas-ventre et
les extrémités inférieures sont peu développés, car
il me seroit facile de renverser cet argument.
En effet, le canal intestinal, l'estomac, etc. sont bien
formés ; il se fait déja une sécrétion dans leurs
parois à une époque où des parties qui, suivant la
doctrine de M. Sabatier, reçoivent du sang nouveau du placenta, comme, par exemple, le thymus,
la glande thyroïde, etc., ne sont pas encore dévelop-
pées. Les parois du thorax sont déja visibles à un
âge tres tendre ; l'ossification des cotes est, d'a-
pres l'observation constante, une de celles qui se
fait la premiere, à une époque où les extrémités
supérieures sont encore des moignons. Cependant,
c'est, d'après cette doctrine, un sang veineux qui
est employe à la nutrition des premiers, tandis que
les extrémités supérieures sont nourries par du sang
artériel. Si la téte du fœtus est la plus volumi-
neuse de toutes ses parties, cette disposition existe
avant qu'on puisse admettre que la circulation en
huit de chiffre ait été établie. Si le bassin et les
organes qu'il contient sont peu développés, cela
tient à la petitesse des vaisseaux qui s'y portent,
et non à la nature du sang qui lui est transmis.
Quant aux extrémités inférieures, je les ai toujours
mesurées exactement dans les fœtus de tous les
âges qui me sont tombés entre les mains, je les ai
comparées aux extrémités supérieures, et j'ai constamment trouvé que leur longueur est au moins
égale, que lorsque le pied est étendu, l'extrémité

inférieure est plus longue d'une ligne que la supérieure. Cependant je ne nierai pas que la première est plus petite que la dernière, relativement
à la grandeur qu'elle doit avoir dans l'adulte; mais
cela dépend évidemment de la petitesse des vaisseaux, ainsi que de l'impétuosité avec laquelle le
sang se porte préférablement dans les artères ombilicales, lesquelles, suivant le rapport de M. Sabatier, doivent être considérés comme la conti-
nuation de l'aorte même. D'ailleurs tous les animaux
à sang froid ont, dans leur état de fœtus, la partie
supérieure de leur corps plus grosse et plus déve-
loppée que l'inférieure. A-t-on jamais pensé de
leur attribuer pour cela une circulation en huit de
chiffre ? Il suit donc de ce que je viens de dire,
que seulement la moitié supérieure du corps du
fœtus recevroit un véritable sang nourricier, tandis
que l'autre moitié tireroit d'un sang veineux tous
les élémens de sa nutrition et de son accroissement.
D'un autre côté, le sang de la veine cave inférieure
est loin d'être, suivant l'expression de M. Sabatier,
un sang récemment vivifié dans le placenta; car
la veine cave inférieure reçoit également tout le
sang qui revient des extrémités inférieures, celui
des organes abdominaux, celui des parties du bas-
ventre, etc. Le sang de la veine ombilicale lui-même
passe en plus grande partie par le foie, en se mê-
lant au sang de la veine porte, et ne parvient au
cœur qu'après avoir fourni à une sécrétion (30).

(30) Je sais parfaitement que, par cette sécrétion, le sang de l'enfant subit un changement salutaire, et j'ai moi-même établi, dans mon

Il n'y a donc que la petite portion du sang de la veine ombilicale, passant par le conduit veineux, qui part directement du placenta; et encore n'est-il pas bien certain que cette portion ne se soit mélée avec le sang de la veine porte, quoiqu'il soit plus que probable que ce mélange n'a pas lieu.

Il résulte de ce qui vient d'être dit jusqu'àprésent, 1.º que le sang de la veine cave inférieure ne peut pas être considéré, suivant la rigueur, comme un sang pur et qui vient d'être récemment vivifié dans le placenta; 2.º qu'il n'est pas prouvé que ce sang traverse l'oreillette droite pour entrer dans la gauche, et qu'il croise par conséquent celui de la veine cave supérieure, sans se mêler avec lui; 3.º que la circulation, telle que l'ont expliquée M. Sabatier et le docteur Nicholls, pêche contre le principe qu'ils ont établi eux-mêmes. Car si d'un côté ils nous disent que le sang ne nourrit et ne vivifie les parties qu'autant qu'il a éprouvé des changemens dans le placenta, et que d'un autre côté nous voyons celui de l'artère aorte descendante être nourricier, sans avoir passé par le placenta, sans même être chargé d'une quantité assez considérable de sang nutritif, il est évident que ce système est détruit par lui-même.

D'après toutes ces considérations, je conclus

Essai sur la Nutrition du Fœtus, qu'il éprouve par là une dépuration analogue à celle qui a lieu par la transpiration cutanée et pulmonaire dans l'homme qui respire. Si je parois ne pas faire attention à cette doctrine, c'est pour rappeler à M. Sabatier que le sang de la veine cave inférieure ne provient pas directement du placenta.

que la circulation du sang dans le fœtus, telle que Harvey l'a enseignée et telle qu'elle a été adoptée par tous les anatomistes, à l'exception de Méry, est la seule qui doive être admise. Je crois que le sang de la veine cave inférieure se mêle dans l'oreillette antérieure, avec celui que la veine cave supérieure apporte. Cette oreillette est dilatée avec une certaine force par le sang des deux veines caves qui la remplit subitement, et dont une partie passe tout de suite dans l'oreillette gauche par le trou de Botal. J'accorde volontiers à M. Sabatier que cette portion appartient de préférence à la veine cave inférieure. Les deux oreillettes seront donc en même temps en diastole, pendant que les deux ventricules sont en systole. Mais bientôt les deux oreillettes se contractent, et les ventricules se relâchent : le sang est alors chassé dans ces derniers, et ils seront en diastole. Cependant ils se contractent une seconde fois, et poussent le sang dans les deux artères aorte et pulmonaire, pendant que les oreillettes se remplissent de nouveau. Ainsi donc, dans le fœtus comme dans l'homme qui respire, on observe au cœur les mêmes mouvemens isochrones. La diastole des oreillettes, la systole des ventricules et la diastole des artères se font en même temps ; et réciproquement, la systole des oreillettes, la diastole des ventricules et la systole des artères ont lieu dans le même instant. Relativement à la communication existante entre les deux oreillettes, je crois que la quantité de sang qui se porte de l'une dans l'autre, n'est pas la même dans tout le temps de l'âge du fœtus. Je pense qu'au commencement tout le sang des deux veines caves est transmis immédiatement à l'oreillette gauche, par la raison toute simple que le ventricule antérieur n'existe pas encore, ou du moins qu'il est très-petit, et que l'oreillette du même côté est confondue avec la gauche et ne fait qu'une seule cavité avec lui, par le défaut de la cloison intermédiaire et celui de la valvule de Botal. Mais peu à peu cette valvule commence à se former ; elle devient plus grande, jusqu'à ce que dans le fœtus de neuf mois elle atteigne le bord supérieur du trou, et que la communication ne puisse être rendue apparente que par l'écartement des parois des deux oreillettes. La quantité de sang qui passe de l'oreillette antérieure dans la postérieure diminue donc à mesure que le fœtus approche du terme de la grossesse. Le sang est alors obligé d'entrer dans le ventricule antérieur ; c'est ce qui fait que ce dernier augmente peu à peu de capacité. En effet, si l'on suit exactement le développement successif de ce ventricule, on trouvera qu'il est en rapport inverse avec le trou oval, c'est-à-dire, que plus ce trou est grand, plus le ventricule est petit, et que plus le premier se retrécit, plus le dernier augmente. Rien de plus évident dans le cœur d'un fœtus à terme. Le ventricule antérieur, bien plus petit au commencement que le postérieur, jouit alors d'une plus grande capacité que ce dernier ; l'artère pulmonaire et le conduit artériel sont manifestement plus grands que l'aorte. D'où vient cette disposition dans le cœur d'un fœtus à terme, qui est exactement l'inverse de celle qui existoit dans les premiers mois de la grossesse, et qui est si frappante qu'elle a servi de base au système de Méry? Elle ne peut provenir que de la plus grande quantité de sang qui passe par les cavités droites du cœur et les dilate. Si la doctrine de M. Sabatier étoit vraie, la capacité des cavités droites et celle des cavités gauches du cœur devroient être au moins égales ; car les dernières, recevant tout le sang de la veine cave inférieure, lequel, d'après le calcul de Haller sur la lumière comparative des deux veines, surpasse en quantité celui de la veine cave supérieure, devroient nécessairement être plus dilatées et avoir une plus grande capacité.

L'erreur dans laquelle M. Sabatier me paroît être tombé, provient en partie de ce qu'il rapporte à toutes les époques de la gestation, la disposition du cœur du fœtus telle qu'on l'observe dans celui qui a acquis son accroissement parfait. On se trompe beaucoup si on pense que le cœur de l'embryon soit formé de la même manière que celui de l'enfant qui est près de la naissance. Pour peu qu'on consulte les ouvrages des physiologistes qui ont fait des observations sur le développement et l'accroissement du fœtus, on trouvera qu'ils s'accordent tous à dire que la formation du cœur est un ouvrage successif ; que cet organe, simple au commencement, devient double dans la suite par l'addition d'un nouveau ventricule, etc. Le cœur est donc en quelque sorte imparfait dans les premiers temps de sa formation. Mais la nature sait tirer parti de cette imperfection apparente. L'enfant, tant qu'il ne respire pas, n'a besoin que d'un organe qui reçoit le sang de toutes les parties, et qui le chasse derechef dans tous les endroits. Un cœur à une seule oreillette et un seul ventricule lui suffit pour cela. Mais la nature a besoin aussi de disposer les organes de manière qu'ils soient prêts à entrer en fonctions, lorsque le temps en est arrivé. Il faut à l'homme qui respire, un cœur particulier uniquement destiné pour les poumons : voilà pourquoi le ventricule droit et l'artère pulmonaire commencent à se former. Il s'établit une cloison dans l'oreillette qui la partage en deux moitiés. Cette cloison, qui n'est autre chose que la valvule du trou de Botal, s'élève successivement jusqu'à ce qu'elle atteigne le bord supérieur du trou. Le sang, trouvant donc tous les jours plus de difficulté à passer par ce dernier, est obligé d'entrer dans le ventricule droit. Alors celui-ci se développe, il devient plus ample, et il égale ou surpasse même celui du côté gauche. Mais le sang contenu dans ce ventricule iroit nécessairement dans les poumons, si le conduit artériel ne commençoit pas à se dilater en même temps que le ventricule augmente lui même de capacité. De cette manière, le conduit artériel remplace le trou de Botal qui se retrécit insensiblement. Voilà donc une succession de phénomènes et de changemens dans le cœur du fœtus, que l'autopsie a confirmés d'une manière irréfragable. Par ces changemens opérés dans l'organisation, le sang est détourné de sa route primitive, et prend peu à peu celle qu'il doit conserver pendant toute la vie.

Ces considérations, je le sens, paroîtront hasardées aux partisans du système de l'évolution. Ils me diront, que toutes les parties existant à la fois et étant préformées d'avance, aucune ne peut avoir sur l'autre une antériorité d'action. Ils soutiendront que des organes qui ne tombent pas encore sous les sens, exercent néanmoins leur fonction. C'est en raisonnant d'après ce système, que Haller prétend avoir prouvé que les reins sécrètent de l'urine en abondance, quoique eux-mêmes ne soient pas encore visibles. Je ne sais si je m'abuse, mais il me paroit que la théorie de l'évolution arrête beaucoup les progrès de la physiologie, surtout de celle du fœtus. Au lieu d'expliquer une fonction quelconque, d'après l'état des organes tel qu'il se présente à nos yeux, on aime mieux prendre cette fonction telle qu'elle s'exécute dans l'adulte. On pense qu'elle doit se faire de la même manière dans l'embryon et dans le fœtus; et lorsqu'on trouve une différence d'organisation, lorsqu'on voit même manquer des viscères qui devroient concourir à l'exercice de cette fonction, pour se tirer d'embarras, on assure que ces viscères sont en action, quoiqu'on ne puisse les apercevoir. Cette manière de raisonner est peu philosophique. En effet, il n'y a personne qui ne voie que, du moment que pour expliquer la formation d'un produit même matériel dans l'économie animale, nous admettons l'existence réelle d'un organe qui ne tombe aucunement sous les sens, nous tranchons fort souvent la difficulté au lieu de la résoudre, ou bien nous donnons dans le vague, et l'imagination ne connoît alors plus de bornes. Ce n'est pas ici le moment de développer mon opinion par des exemples tirés de l'organisation du fœtus. En revenant sur sa circulation, je me contente de dire qu'on ne me persuadera jamais que les veines caves très-distinctes versent leur sang dans une oreillette qu'on ne voit pas, et que celle-ci le transmet à un ventricule qui lui-même est encore invisible.

Le sang du fœtus a partout la même couleur dans les artères comme dans les veines, il n'éprouve pas en totalité l'influence du placenta, comme celui de l'homme qui respire éprouve celle du poumon. Il n'y a à chaque pulsation qu'une portion de sang nouveau qui est ajoutée dans son oreillette antérieure à la masse totale. Celle-ci en est en partie renouvelée. En admettant le mélange du sang de la veine cave inférieure avec celui de la supérieure, il arrive à la vérité qu'une portion du sang venant du placenta est rendue à cette organe presque aussitôt qu'elle en est sortie. Mais quel inconvénient en résulte-t-il ?

Le renouvellement partiel du sang du fœtu assimile sa circulation à celle qui a lieu dans les animaux à sang froid. Dans ces derniers, il n'y a qu'une petite quantité de sang qui est mise en rapport avec l'air atmosphérique dans les poumons : cette quantité est ajoutée dans le cœur à la masse sanguine générale. Chez le fœtus, c'est le placenta qui fait en partie les fonctions du poumon ; le sang qui revient de cet organe n'est pas transmis en entier au cœur, il n'y a qu'une petite portion qui y parvient : c'est celle qui est amenée par le conduit veineux. Ce conduit est donc dans le fœtus des mammifères, ce que la veine pulmonaire est dans les animaux à sang froid. Dans les oiseaux, il existe également un vaisseau analogue au conduit veineux des quadrupèdes. La veine *meningo - cardiaque* du poulet s'étend par ses ramifications jusques près de la surface de l'œuf (31). Son sang est donc plus particulièrement exposé à l'action de la chaleur de l'incubation. Il est versé ensuite immédiatement dans le cœur, sans être obligé de passer par le foie.

S'il y a analogie d'organisation entre les animaux à sang froid et les fœtus des animaux à sang chaud, comme il paroît être certain, il reste à examiner s'il y a aussi analogie ou même identité de phénomènes.

D'abord nous voyons qu'il y a de grands rapports dans la manière dont la nutrition s'opère. Les animaux à sang froid ont, pour ainsi dire, une seule espèce de sang ; celui des artères n'est pas plus rouge et plus chaud que celui des veines, il ne lui est ajouté qu'une petite portion qui s'est régénérée dans les poumons et qui est chargée de principes nutritifs. Cependant ce sang est très-propre

(31) LEVEILLÉ, *Dissert. sur la nutrit. du fœtus, consid. dans les mammifères et dans les oiseaux*, p. 62.

à la nutrition, à l'accroisement, au développement de ces animaux, ainsi qu'à toutes les sécrétions qui se font chez eux. La même chose s'observe dans le fœtus des mammifères. Nous trouvons
qu'ils se nourrissent très-bien, et que leur accroissement est très-rapide, quoique le renouvellement
de leur sang ne se fasse qu'en partie, et que ce
fluide ne présente pas encore la grande différence
qui existera par la suite entre le sang veineux et
le sang artériel. Du côté de la calorification, nous
apercevons encore la même analogie. Des expériences faites avec exactitude ont prouvé que la
chaleur propre du fœtus étoit moindre que celle
de la mère, que le thermomètre appliqué au premier étoit de 27°, tandis que la température de la
mère montoit à 30; et ce qu'il y a de plus éton-
nant dans ces observations, c'est qu'on a trouvé
que la chaleur des fœtus morts surpassoit d'un degré celle des fœtus vivans (32). Mettons en paral-
lèle avec ces expériences celles qui ont été faites
par Crawford (33) sur les animaux à sang froid.
Des grenouilles vivantes dont la chaleur étoit de
67°, exposées à une température de 106°, ont gardé
pendant la première minute leur chaleur première,
laquelle s'est très-peu élevée dans les minutes sui-
vantes. Des grenouilles mortes exposées au même
degré de chaleur, ont été trouvées plus chaudes

(32) AUTENRIETH et SCHÜTZ, *Diss. sist. exp. circà calor. fœt. et
sang. ips. inst. Tubing.* 1799.

(33) *Versuche und Beobachtungen über die Wærme der Thiere,*
etc. a. d. Engl. von L. CRELL, 2te. Ausg. p. 297. 298.

que les vivantes ; leur température étoit toujours plus élevée de trois degrés.

Que conclure de ces observations ? que le fœtus a, comme les animaux à sang froid et à sang chaud, la faculté de conserver la chaleur, quoiqu'il se trouve dans un milieu dont la température soit plus élevée que la sienne. Mais pourquoi est-il moins chaud que la mère ? N'est-ce pas en partie parce qu'il ne reçoit du placenta et ne renvoie à cet organe qu'une petite portion de la masse totale du sang, de la même manière que dans les animaux à sang froid, tout le sang ne traverse pas l'organe pulmonaire ?

Ainsi donc, soit en considérant la structure du cœur dans le fœtus, soit en étudiant sa circulation, soit en examinant les phénomènes et les effets de cette dernière, nous ne pouvons pas nous empêcher d'admettre que le fœtus des mammifères n'ait été animal à sang froid, avant de devenir animal à sang chaud. Et à mesure que nous rétrogradons vers l'époque de son origine, nous trouvons que son organisation plus simple le rapproche de l'état de simplicité que nous remarquons dans les animaux moins parfaits. On diroit que, relativement à la manière de se nourrir, le fœtus de l'espèce humaine a été successivement plante, mollusque, animal à sang froid, et enfin homme. Dans le commencement de la gestation, l'embryon est attaché à une grande vésicule ; on ne trouve pas de cordon ombilical, le cœur n'est pas visible. J'ai avancé l'idée que la vésicule ombilicale étoit à l'embryon, ce que les cotylédons sont à la plante. Je renvoye à ma dissertation, où je crois avoir suffisamment indiqué la grande analogie de fonction qui existe entre ces parties. Cependant cette vésicule disparoît bientôt, les vaisseaux ombilicaux se forment ; mais pendant leur développement, le fœtus nage toujours dans un fluide ; il s'en approprie la matière nutritive, et se nourrit comme les fœtus des insectes , des vers et des reptiles. Enfin les vaisseaux ombilicaux se sont développés, et la nutrition se fait de la même manière que dans les oiseaux et les quadrupèdes. C'est ainsi qu'on trouve réunis et accumulés pour ainsi dire dans l'homme, tous les modes de nutrition qui appartiennent aux différentes classes d'animaux en particulier.

Telles sont les considérations que j'avois à présenter sur la circulation du sang dans le fœtus. Ayant annoncé que je me bornerois principalement à examiner l'opinion de quelques auteurs sur ce sujet, je me suis abstenu de parler des changemens qui arrivent aux organes de la circulation du fœtus, lorsqu'il a commencé à respirer. Mais comme cette question est étroitement liée avec celle de la première inspiration, je me propose de les traiter l'une et l'autre dans un autre mémoire qui sera incessamment publié.

DE L'IMPRIMERIE DE DIDOT JEUNE,
rue des Maçons-Sorbonne, n.º 406.